Stoppen met roken

Stoppen met roken

Cursus

F.A. Willemsen

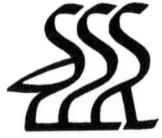

Bohn Stafleu van Loghum
Houten 2009

© 2009 Bohn Stafleu van Loghum, onderdeel van Springer Uitgeverij

Alle rechten voorbehouden. Niets uit deze uitgave mag worden verveelvoudigd, opgeslagen in een geautomatiseerd gegevensbestand, of openbaar gemaakt, in enige vorm of op enige wijze, hetzij elektronisch, mechanisch, door fotokopieën of opnamen, hetzij op enige andere manier, zonder voorafgaande schriftelijke toestemming van de uitgever.

Voor zover het maken van kopieën uit deze uitgave is toegestaan op grond van artikel 16b Auteurswet 1912 j° het Besluit van 20 juni 1974, Stb. 351, zoals gewijzigd bij Besluit van 23 augustus 1985, Stb. 471 en artikel 17 Auteurswet 1912, dient men de daarvoor wettelijk verschuldigde vergoedingen te voldoen aan de Stichting Reprorecht (Postbus 3051, 2130 KB Hoofddorp). Voor het overnemen van (een) gedeelte(n) uit deze uitgave in bloemlezingen, readers en andere compilatiewerken (artikel 16 Auteurswet 1912) dient men zich tot de uitgever te wenden.

Samensteller(s) en uitgever zijn zich volledig bewust van hun taak een betrouwbare uitgave te verzorgen. Niettemin kunnen zij geen aansprakelijkheid aanvaarden voor drukfouten en andere onjuistheden die eventueel in deze uitgave voorkomen.

ISBN 978 90 313 6473 2
NUR 870

Ontwerp omslag: TEFF
Ontwerp binnenwerk: Studio Bassa, Culemborg
Automatische opmaak: Alfabase, Alphen aan den Rijn

Bohn Stafleu van Loghum
Het Spoor 2
Postbus 246
3990 GA Houten

www.bsl.nl

Inhoud

Voorwoord	7
Data van de bijeenkomsten	8
Bijeenkomst 1	9
Vandaag	9
Huiswerk	9
Waarom rookt u?	10
Vragenlijst om inzicht te krijgen in het rookgedrag	10
Test voor het bepalen van de nicotine-afhankelijkheid	14
Bijeenkomst 2	15
Terugblik	15
Vandaag	15
Huiswerk	15
Beschikbare hulpmiddelen	17
Bijeenkomst 3	18
Terugblik	18
Vandaag	18
Huiswerk	18
Bijeenkomst 4	20
Terugblik	20
Vandaag	20
Huiswerk	20
Bijeenkomst 5	22
Terugblik	22
Vandaag	22
Huiswerk	22

Bijeenkomst 6 — 24
Terugblik — 24
Vandaag — 24
Huiswerk — 24

Bijeenkomst 7 — 26
Terugblik — 26
Vandaag — 26
Voeding — 27
Tips voor gewichtsbeheersing en gezonde voeding — 28

Bijeenkomst 8 — 30
Terugblik — 30
Vandaag — 30
Huiswerk — 31

Bijeenkomst 9 — 32
Terugblik — 32
Vandaag — 32
Huiswerk — 32
De psychologie van kracht — 33
Mentale suggesties — 33
Het verhaal van de olifant — 34
De Eiffeltoren — 35

Bijeenkomst 10 — 36
Terugblik — 36
Vandaag — 36
Aantekeningen — 36

Bijeenkomst 11 — 37
Aantekeningen — 37

Bijeenkomst 12 — 38
Aantekeningen — 38
Evaluatieformulier — 39

Voorwoord

Voor u ligt het werkboek behorende bij de cursus Stoppen Met Roken. Door het volgen van de stappen die in dit boekje beschreven staan, kunt u zich geestelijk goed voorbereiden op het moment dat u daadwerkelijk stopt met roken. Uw cursusleider zal u hierbij stap voor stap begeleiden.

Stoppen met roken is een proces. Daarom lukt het de meeste rokers niet om impulsief van het ene op het andere moment te stoppen. Soms is er zelfs een hulpmiddel nodig. Deze cursus helpt u om het proces goed te doorlopen en de juiste keuzes te maken, zodat uw stoppoging succesvol wordt. Tevens wordt er aandacht besteed aan bijkomende zaken als gewichtsbeheersing en ontspanning.

De cursus Stoppen Met Roken beslaat een periode van tien weken, waarin elke week een bijeenkomst van één tot anderhalf uur wordt gehouden. Vóór de zevende bijeenkomst bent u gestopt met roken. De elfde en de twaalfde bijeenkomst zijn terugkombijeenkomsten en worden respectievelijk drie en zes maanden na de tiende bijeenkomst gehouden.

Neem dit cursusboekje mee naar elke bijeenkomst van de cursus en werk de opdrachten zorgvuldig uit. Aan het einde van deze cursus hebt u een waardevol naslagwerk voor uzelf gemaakt waar u nog eens naar terug kunt grijpen als u een moeilijk moment beleeft of als u vergeten bent wat ook alweer uw redenen waren om te stoppen met roken. Bewaar dit boekje dus goed.

Ik wens u veel succes en gezondheid toe. U bent het waard!

Fiona Willemsen

Data van de bijeenkomsten

deelnemer

bijeenkomst 1

bijeenkomst 2

bijeenkomst 3

bijeenkomst 4

bijeenkomst 5

bijeenkomst 6

bijeenkomst 7

bijeenkomst 8

bijeenkomst 9

bijeenkomst 10

bijeenkomst 11

bijeenkomst 12

Bijeenkomst 1

Vandaag

- Voorstelronde
- Cursusboekje
- Vertrouwelijk karakter van de bijeenkomsten
- Verwachtingen uitspreken
- Hoe zien de bijeenkomsten eruit?

Huiswerk

- Test invullen om inzicht te krijgen in de redenen om te roken (zie verder).
- Test invullen voor het bepalen van de nicotine-afhankelijkheid (zie verder).
- De onderstaande vragen beantwoorden:
    - Ik rook sinds mijn ____^{e} jaar. Ik rook nu ____ jaar.
    - Ik rook gemiddeld per dag ____ sigaretten / shag / anders nl. ____
    - Ik heb tot nu toe ____ keer geprobeerd te stoppen met roken.
- Beschrijf met zoveel mogelijk redenen waarom u graag wilt stoppen met roken.

_____
_____
_____
_____
_____
_____
_____
_____

– Beschrijf met zoveel mogelijk redenen wat u moeilijk lijkt aan stoppen met roken.

_____
_____
_____
_____
_____
_____
_____

– De vorige stoppoging is mislukt omdat

_____
_____
_____
_____
_____
_____
_____

– Roken kost mij € ____ per week, € ____ per maand, € ____ per jaar, € ____ per 10 jaar.
(Inclusief aanstekers, vloei, asbakken, gordijnen wassen, behangen, witten enz.).

Waarom rookt u?

VRAGENLIJST OM INZICHT TE KRIJGEN IN HET ROOKGEDRAG

De antwoordmogelijkheden zijn:
1. helemaal niet waar
2. niet waar
3. een beetje waar
4. tamelijk waar
5. helemaal waar

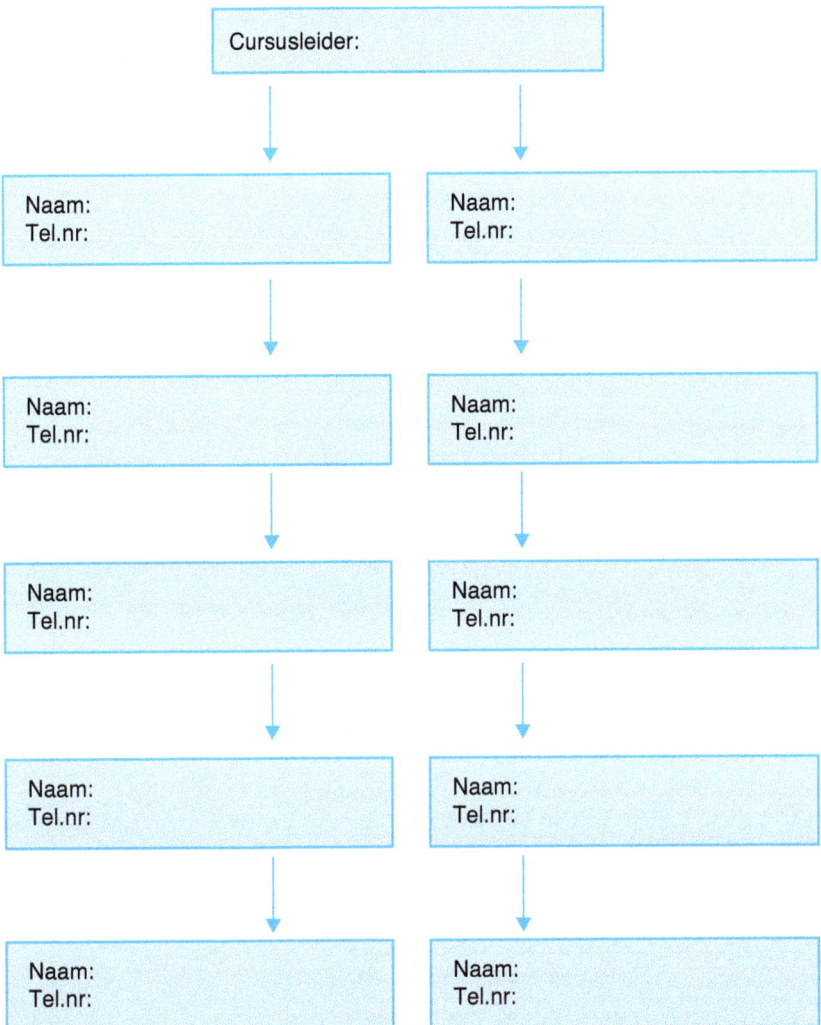

Figuur 1.1 Een telefoonketen.

Denk er niet te lang over na, maar ga op uw eerste ingeving af.

a	Ik ben me er pijnlijk van bewust wanneer ik niet rook	1	2	3	4	5
b	Ik rook sigaretten vaak maar half op.	1	2	3	4	5
c	Ik rook altijd wanneer ik teleurgesteld ben.	1	2	3	4	5
d	Ik rook altijd wanneer het gezellig is, zoals op feestjes.	1	2	3	4	5
e	Ik rook omdat ik het prettig vind iets in mijn hand te hebben.	1	2	3	4	5
f	Ik rook veel bij activiteiten waar ik lang mee bezig ben, zoals werk dat af moet of lange autoritten.	1	2	3	4	5
g	De gedachte zonder sigaretten te zitten, is haast ondraaglijk voor me.	1	2	3	4	5
h	Ik rook meestal zonder dat ik het besef.	1	2	3	4	5
i	Wanneer ik boos ben, rook ik altijd.	1	2	3	4	5
j	Wanneer ik mij opgelucht voel, rook ik altijd.	1	2	3	4	5
k	Een van de plezierigste kanten van het roken is iets in je hand te hebben.	1	2	3	4	5
l	Mijn ochtendsigaret heb ik nodig om op gang te komen.	1	2	3	4	5
m	Ik krijg sterke trek in een sigaret wanneer ik een tijdje niet gerookt heb.	1	2	3	4	5
n	Het komt vaak voor dat ik een sigaret opsteek terwijl de vorige nog ligt te branden in de asbak.	1	2	3	4	5
o	Ik rook veel wanneer ik mij gespannen voel, of wanneer ik mij zorgen maak.	1	2	3	4	5
p	Ik rook altijd wanneer ik me ontspannen en uitgelaten voel.	1	2	3	4	5
q	Aan roken vind ik bepaalde handelingen leuk, zoals een shagje draaien, het opsteken, de rook uitblazen of de as aftippen.	1	2	3	4	5
r	Wanneer ik moe ben, rook ik. Daarna kan ik weer verder.	1	2	3	4	5

Maak in de onderstaande tabel zoveel vakjes zwart als het puntenaantal dat u omcirkeld hebt bij de vragen. De vragen corresponderen met de letters onderaan de kolommen. De totaalscore per kolom is minimaal 3 en maximaal 15. Voorbeeld: als het antwoord 4 was (tamelijk waar) bij vraag B, dan maakt u 4 vakjes zwart in de tweede kolom.

verslaving	gewoonte	steun	plezier	hanteren	stimulans
□	□	□	□	□	□
□	□	□	□	□	□
□	□	□	□	□	□
□	□	□	□	□	□
□	□	□	□	□	□
□	□	□	□	□	□
□	□	□	□	□	□
□	□	□	□	□	□
□	□	□	□	□	□
□	□	□	□	□	□
□	□	□	□	□	□
□	□	□	□	□	□
□	□	□	□	□	□
□	□	□	□	□	□
□	□	□	□	□	□
A+G+M	B+H+N	C+I+O	D+J+P	E+K+Q	F+L+R

Test voor het bepalen van de nicotine-afhankelijkheid
Omcirkel het goede antwoord.

			punten
1	Binnen hoeveel minuten na het opstaan steekt u de eerste sigaret op?		
		binnen 5 minuten	3
		6 tot 30 minuten	2
		31 tot 60 minuten	1
		na 60 minuten	0
2	Vindt u het moeilijk om niet te roken waar het niet toegestaan is?		
		ja	1
		nee	0
3	Welke sigaret vindt u het ergst om op te geven?		
		de eerste van de ochtend	1
		alle andere sigaretten van de dag	0
4	Hoeveel sigaretten rookt u per dag?		
		10 of minder	0
		11-20	1
		21-30	2
		31 of meer	3
5	Rookt u meer in de uren na het opstaan dan gedurende de rest van de dag?		
		ja	1
		nee	0
6	Rookt u ook als u zo ziek bent dat u bijna de hele dag in bed moet liggen?		
		ja	1
		nee	0
		totaal	

Bij de uitkomst van de test hoort onderstaande verklaring:
- 0-4 punten = lichte afhankelijkheid, het is mogelijk om zonder hulpmiddel te stoppen.
- 4-6 punten = matige afhankelijkheid, overweeg het gebruik van een hulpmiddel.
- 6-10 punten = erge tot ernstige afhankelijkheid, een hulpmiddel is aan te raden.

Bijeenkomst 2

Terugblik

- Motivatie met elkaar evalueren
- Barrières met elkaar evalueren
- Mate van verslaving bespreken
- De prijs van het roken

Vandaag

- Mechanisme van de rookverslaving: het effect van de nicotine
- Steun van omgeving
- Het roken minderen
- Klachten door roken
- Oriëntatie op beschikbare hulpmiddelen

Huiswerk

- Beschrijf welke voordelen er voor u aan het roken zitten:

_____
_____
_____
_____
_____
_____
_____
_____
_____
_____

- Beschrijf welke nadelen er voor u aan het roken zitten:
  _____
  _____

- Beschrijf met zoveel mogelijk redenen wat het u zou opleveren als u zou stoppen met roken:
  _____
  _____
  _____
  _____
  _____
  _____
  _____
  _____
  _____

- De klachten die ik nu van roken ervaar zijn:
  _____
  _____
  _____
  _____
  _____
  _____
  _____
  _____
  _____

- Ik denk dat ik deze week kan minderen tot ____ sigaretten per dag.

Beschikbare hulpmiddelen

middel	kosten	beschikbaarheid
nicotinevervangers: pleisters kauwgom zuigtabletten	circa € 20 per week	zonder recept via uw apotheek; overleg met de apotheker als er ook andere medicatie gebruikt wordt
medicijnen: Nortrilen (nortriptyline) Zyban (bupropion) Champix (varenicline)	circa € 20 per week	alleen op recept, in overleg met de huisarts
acupunctuur	circa € 40-€ 60 per behandeling	via acupuncturist www.acupunctuur.nl of 033-4616141
softlasertherapie	circa € 160-€ 165	via gespecialiseerd bedrijf zoals www.prostop.nl 0800-776 78 67
een boek lezen: Allen Carr: Stoppen met roken Jan Geurtz: De opluchting Roy Martina: Moeiteloos stoppen met roken P. Dekker en W. de Kanter: Nederland stopt! Met roken A. de Raadt, De sport van het stoppen, de MOOS-methode	circa € 12-€ 19	via de boekhandel of bibliotheek

Bijeenkomst 3

Terugblik

- Hoe ging het afgelopen week?
- Voordelen en nadelen van roken met elkaar evalueren
- Voordelen van stoppen met elkaar evalueren
- Klachten door roken
- Hulpmiddelen doornemen
- Minderen, hoe bevalt dat?

Vandaag

- Verband tussen roken en klachten
- Waarom rookt u?
- Wat mag u van uw omgeving verwachten?
- Welke excuses worden er gebruikt?
- Rookrituelen herkennen
- Het roken minderen
- Vooraankondiging stopdatum

Huiswerk

- Dat ik rook is om de volgende reden(en):
  _____
  _____
  _____
  _____
  _____
  _____

- Steun vanuit de omgeving ga ik vragen / krijgen van de volgende personen:
  _____
  _____
  _____
  _____
  _____
  _____

- De excuses die ik deze week gebruikte om te roken zijn:
  _____
  _____
  _____
  _____
  _____
  _____

- De volgende rookrituelen herken ik bij mijzelf:
  _____
  _____
  _____
  _____
  _____
  _____

- Ik denk dat ik deze week kan minderen tot _____ sigaretten per dag.
- Als stopdatum denk ik aan _____ (vóór bijeenkomst 7).

Bijeenkomst 4

Terugblik

- Wie gaat u inlichten/erbij betrekken en waarom?
- Welke excuses hebt u gebruikt en herkend?
- Welke rookrituelen hebt u herkend bij uzelf?

Vandaag

- Stopdatum met elkaar vastleggen (zie figuur 4.1)
- Hulpmiddel overwegen
- Doel uitgespaard geld
- Rookrituelen veranderen
- Ontwenningsverschijnselen

De stopdatum is: _____

Figuur 4.1 *Maak een duidelijke afspraak.*

Huiswerk

- Ik denk dat ik wel / niet een hulpmiddel wil gebruiken bij het stoppen, namelijk:

- Het is heel stimulerend om uzelf te belonen als u een tijdje niet gerookt hebt. Het is tenslotte een hele prestatie. Ga eens bij uzelf na welke kleine of grote wensen u hebt en geef dan antwoord op de volgende vraag.

Met het uitgespaarde geld ga ik mezelf op de volgende manier belonen:

Na 1 week:
_____
_____

Na 1 maand:
_____
_____

Na een halfjaar:
_____
_____

- De rookrituelen die ik herkend heb, ga ik op de volgende manier veranderen:
_____
_____
_____
_____
_____
_____
_____
_____

Bijeenkomst 5

Terugblik

- Informatie hulpmiddelen
- Doel uitgespaard geld
- Veranderde rookrituelen

Vandaag

- Voorbereiding eerste stopdag
- Vervangend gedrag, wat houdt dat in?
- Positief en negatief vervangend gedrag
- Verleidingsmomenten, hoe vangt u die op?
- De invloed van alcohol
- Een uitglijder

Huiswerk

- Voor de eerste stopdag tref ik de volgende voorbereidingen:
  _____
  _____
  _____
  _____
  _____
  _____

- De volgende verleidingsmomenten voorzie ik en zal ik op gaan vangen. (Maak hiervoor gebruik van de tabel hieronder. Niet-vermelde momenten kunt u zelf toevoegen.)

verleiding	mijn opvang
bij het opstaan	
bij koffie of thee	
bij de krant	
tijdens computerwerkzaamheden	
tijdens het bellen	
bij de televisie	
na het eten	
op een feestje	
bij stress/spanning	
bij ruzie	
als 'beloning'	
bij alcohol	
bij rokende familie	
bij rokende vriend	
bij rokende collega	
bij heftige emoties	
na een drukke dag	
als ik boos ben	
als er iets ergs is gebeurd	
bij het uitgaan	
bij slecht nieuws	
in de auto	
als ik me verveel	
met Oud en Nieuw	
om uit te proberen	
na een vrijpartij	
voor het slapen	

Bijeenkomst 6

Terugblik

- De eerste stopdag
- Verleidingsmomenten

Vandaag

- Gewichtsbeheersing
- Ontwenningsverschijnselen
- Niet nooit, maar van dag tot dag
- Een uitglijder
- Opdrachten van volgende week

Huiswerk

- Voorbereiden vragen volgende bijeenkomst.
- Schrijf een brief aan uzelf in de toekomst, in de periode dat u geheel vergeten bent waarom u zo graag van het roken af wilde. Maak er een mooie, persoonlijke brief van. Zet in die brief waarom u zo graag van het roken af wilde. Vertel hoe moeilijk u het ermee had om er vanaf te komen. Vertel over de klachten en de gevoelens die u had voordat u ging stoppen. Geef uzelf de beste raad die u kunt bedenken zodat u niet opnieuw in de fout gaat. Stop de brief voor in het cursusboek of in uw portemonnee. Op moeilijke momenten in de toekomst kan deze brief een duwtje in de goede richting zijn.

Een uitglijder

Als eerste: doe het niet! Steek geen sigaret op. Waarom zou u het uzelf onnodig moeilijk maken! Maar als u dan toch een uitglijder maakt, onthoud dan dat niet alles voor niets is geweest! U hebt een vergissing gemaakt. Dat is niet het einde van de wereld. Bestraf uzelf niet, maar probeer juist te leren van dit moment. Schrijf voor uzelf heel concreet op hoe u in die situatie kwam, wanneer, waar, wat u dacht en met wie u was en wat u over de streep trok. Zo leert u ervan en kunt u maatregelen nemen om de volgende keer beter om te gaan met eenzelfde situatie. U kunt gewoon verder gaan met uw plannen om niet meer te roken.

Bijeenkomst 7

Terugblik

- Hoe gaat het met niet-roken?
- Waar loopt u tegen aan, wat zijn moeilijke momenten?
- Hoe hebt u deze moeilijke momenten doorstaan?
- Welke veranderingen zijn merkbaar?
- Welke beloning gaat u uzelf gegeven?
- Hoe hebt u aan gewichtsbeheersing gewerkt?

Vandaag

- Deze moeilijkste momenten heb ik op de volgende manier doorstaan:
  _____
  _____
  _____
  _____
  _____
  _____

- De volgende veranderingen heb ik bemerkt sinds ik niet meer rook:
  _____
  _____
  _____
  _____
  _____
  _____
  _____
  _____

– Ik heb mijzelf op de volgende manier beloond voor het niet roken:
_____
_____
_____
_____
_____
_____

– De volgende gezonde voedingsmiddelen wil ik nemen als ik erge trek heb:

Fruit: _____
Groente: _____
Brood/granen: _____
Hartig: _____
Vloeibaar: _____

Voeding

Als u stopt met roken dan is het heel belangrijk dat u goed op uw voeding let. Roken houdt namelijk het lichaamsgewicht kunstmatig lager doordat het uw eetlust onderdrukt. Nadat u bent gestopt met roken kan uw gewicht met anderhalf tot twee kilo toenemen. Neemt uw gewicht meer toe, dan heeft dit te maken met uw veranderde levensstijl. U bent misschien ter compensatie meer gaan eten of snoepen. Uw smaak en reuk zullen verbeteren, waardoor uw eetlust kan zijn toegenomen.

Vooral de eerste dagen na het stoppen kunt u een hongergevoel ervaren. Dit is geen teken van echte honger, maar een van de ontwenningsverschijnselen waarmee u te maken kunt krijgen.

Ga geen streng dieet houden. Het is belangrijk dat u geniet van lekker en gezond voedsel. Zorg dat de groentelade en de fruitschaal goed gevuld zijn. Vers brood in huis is belangrijk, liefst volkoren of meergranen. Drie keer per dag een volwaardige maaltijd, vet en zoetigheid beperken, en vooral veel groente, fruit en volkoren producten.

TIPS VOOR GEWICHTSBEHEERSING EN GEZONDE VOEDING

- Neem een half uur voor elke maaltijd een flink glas water.
- Eet niet staand aan het aanrecht, maar ga er rustig bij zitten. Neem de tijd om goed te kauwen en te proeven.
- Eet met aandacht, dus niet met de krant of televisie erbij.
- Drink dagelijks anderhalf tot twee liter water, naast koffie, thee en andere dranken.
- Sla geen maaltijd over, en eet elke maaltijd voldoende. Zorg dat u verzadigd bent.
- Eet niet overmatig. Hebt u de neiging om te veel te eten, gebruik dan een tijdje kleinere borden. Laat eens een halve of hele snee brood achterwege. Eet granen en vezelrijke voeding, want die geven sneller een verzadigd gevoel. Ook langzaam eten en goed kauwen helpen daarbij.
- Neem tussen de drie hoofdmaaltijden door een appel, een beker yoghurt of een plak peperkoek.
- Zorg voor volwaardige producten als volkorenbrood, zilvervliesrijst en volkoren pasta's. Vermijd 'witte' producten, want die leveren te veel calorieën en te weinig verzadiging.
- Vermijd de eerste weken na het stoppen met roken het gebruik van alcohol, want alcohol verlaagt de drempel. Beperk later het gebruik van alcohol tot 1 à 2 eenheden per dag en probeer ook eens enkele dagen geen alcohol te drinken, of alleen in het weekend te drinken.
- Neem geen of weinig light frisdranken. De kunstmatige zoetstoffen lijken de eetlust op te wekken.
- Eet weinig vlees, en kies vaker voor vleesvervangers, kip en vis.
- Eet minimaal twee en maximaal drie keer per week vis, en kies dan voor zalm, tonijn, haring, makreel. Beperkt het gebruik van gepaneerde vis, want die is vet.
- Neem minimaal 200 gram groente per dag, eventueel verdeeld over een salade 's middags en groente bij het avondeten. Eet ook eens rauwkost op de boterham, zoals komkommer, tomaat en rucola, in combinatie met (mager) hartig beleg.
- Neem dagelijks twee tot drie stuks fruit.
- Kauwgom, een lolly of zoethout kan een prima alternatief zijn als u de behoefte voelt om iets in uw mond te hebben.

- Zorg dagelijks voor dertig tot zestig minuten matig inspannende beweging, zoals stevig wandelen (5 km/u), traplopen, zwemmen, fietsen (15 km/u).
- Bij een snack-attack is het beter om te kiezen voor producten die weinig calorieën bevatten, zoals:
  - **fruit:** appel, peer, banaan, kiwi, druiven, sinaasappel, rozijnen, dadels, vijgen enz.
  - **groente:** wortel, radijs, komkommer, cherrytomaatjes enz.
  - **brood/granen:** ontbijtkoek, mueslibol, eierkoek, roggebrood enz.
  - **hartig:** Japanse mix, rolletje augurk met ham, toastje of roggebrood met zalm of haring, olijven (zonder olie), enz.
  - **vloeibaar:** glas water, kop thee, glas halfvolle melk, halfvolle yoghurt of karnemelk.

Meer informatie is te vinden op www.voedingscentrum.nl

Bijeenkomst 8

Terugblik

- Hoe gaat het met niet-roken?
- Waar loopt u tegen aan, wat zijn moeilijke momenten?
- Hoe hebt u deze moeilijke momenten doorstaan?
- Welke veranderingen zijn merkbaar?
- Welke beloning hebt u uzelf al gegeven?
- Hoe hebt u aan gewichtsbeheersing gewerkt?

Vandaag

- Deze twee moeilijkste momenten heb ik op de volgende manier doorstaan:
    1 _____
    2 _____
- De volgende veranderingen heb ik bemerkt sinds ik niet meer rook:

_____
_____
_____
_____
_____
_____
_____
_____
_____

- De volgende activiteiten onderneem ik om op gewicht te blijven:
_____
_____
_____
_____
_____
_____

Huiswerk

- Voorbereiden vragen volgende bijeenkomst.

Stress of spanning

Als u te vaak gespannen bent, bestaat het gevaar dat u de sigaret gaat idealiseren als ontspanningsmiddel. Het is belangrijk dat u op een natuurlijke manier leert ontspannen. Dat kan op verschillende manieren, bijvoorbeeld door sporten, yoga, meditatie, stevig wandelen of fietsen. Of door uw dagindeling eens kritisch te bekijken en eventueel te veranderen, bijvoorbeeld als u zichzelf regelmatig voorbijloopt, te weinig rustmomenten hebt ingebouwd of te weinig leuke dingen doet. Een ontspanningsoefening kan zeker helpen. U zult merken dat u er al snel rustiger door wordt en na verloop van tijd steeds makkelijker ontspant. De oefening gaat als volgt:
- Ga rustig zitten of liggen. Zucht een paar keer heel diep door.
- Span vijf tellen de spieren van uw benen, billen en voeten aan.
- Laat dan de spieren weer helemaal los.
- Span de spieren van uw gestrekte armen en gebalde vuisten, en laat weer los.
- Trek uw schouders vijf tellen op, en laat weer los.
- Span nu uw hele lijf gedurende vijf tellen, en laat weer los.
- Adem rustig in en uit. Laat uw hele lichaam ontspannen. Denk aan iets leuks.
- Doe deze oefening voorlopig elke dag minimaal één keer.

Bijeenkomst 9

Terugblik

- Hoe gaat het met niet-roken?
- Waar loopt u tegen aan, wat zijn moeilijke momenten?
- Hoe hebt u deze moeilijke momenten doorstaan?
- Welke veranderingen zijn merkbaar?
- Hoe hebt u aan gewichtsbeheersing gewerkt?

Vandaag

- De kracht van positief denken
- De psychologie van kracht

Huiswerk

- Op de volgende dingen in mijn leven ben ik heel trots:

_____
_____
_____
_____
_____
_____
_____
_____
_____
_____

- Deze positieve boodschap ga ik de komende week elke ochtend tegen mezelf in de spiegel zeggen:

_____
_____
_____
_____
_____

- De volgende veranderingen heb ik bemerkt sinds ik niet meer rook:

_____
_____
_____
_____
_____
_____

- Voorbereiden vragen volgende bijeenkomst.

De psychologie van kracht

Ons leven is wat onze gedachten ervan maken. Om dit nader toe te lichten volgen hierna drie verhalen die laten zien hoe bepalend gedachtekracht kan zijn.

MENTALE SUGGESTIES

De beroemde Britse psychiater J.A. Hadfield heeft eens een onderzoek gedaan bij drie mannen om na te gaan welke uitwerking mentale suggesties zouden kunnen hebben op hun lichaamskracht. Die uitwerking mat hij met een dynamometer die de mannen zo stevig mogelijk moesten vastpakken. Hadfield bracht de mannen voor het onderzoek onder hypnose. Als hij de proef deed terwijl de mannen bij bewustzijn waren, oefenden ze gemiddeld een kracht uit die overeenkwam met een gewicht van 101 pond. Als hij ze eerst onder hypnose bracht en suggereerde dat ze over heel weinig kracht beschikten, bleek dat ze gemiddeld slechts een kracht van 29 pond konden uitoefenen – minder dan een derde van hun normale spierkracht. Maar als hij suggereerde dat ze uitzonderlijk sterk waren, bleek dat ze gemiddeld een kracht van 142 pond konden uitoefenen, ruim veertig procent meer dan onder normale omstandigheden. Anders gezegd: als hun geest vervuld was van positieve gedachten bleek dat hun lichaamskracht bijna de helft groter was dan normaal.

HET VERHAAL VAN DE OLIFANT

Een ander voorbeeld is het verhaal van de olifant aan een touwtje. In India wordt de olifant gebruikt als vervoermiddel. Als ze de olifant even ergens willen 'parkeren', binden ze hem vast aan een touwtje. De olifant blijft wonder boven wonder staan waar hij geparkeerd is. Ook in het circus staat de olifant vaak maar achter een paar dunne touwtjes. Hij is natuurlijk veel sterker dan het touwtje en zou het moeiteloos kunnen losrukken, maar omdat hij denkt dat hij vaststaat, loopt hij niet weg.

Zo is het ook met gedachtekracht bij mensen. Doordat u *denkt* dat het moeilijk voor u is om het roken te laten, *is* het moeilijk voor u. Als u daarentegen *denkt* dat u dit varkentje wel eens even zult wassen, omdat u toch zeker geen sigaret nodig hebt en zelf wel bepaalt wat u doet, zult u het zichzelf een stuk makkelijker maken.

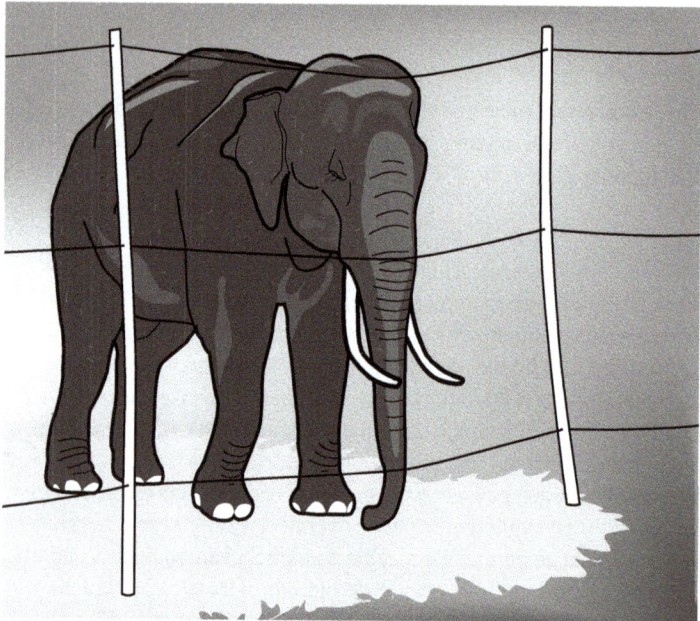

Figuur 9.1 *Een olifant achter dunne touwtjes.*

DE EIFFELTOREN

Als we tegen iemand zeggen dat hij *niet* aan de Eiffeltoren mag denken, waar denkt die persoon dan aan? Precies! Aan de Eiffeltoren. Zo werkt het ook met roken. Hoe harder u bezig bent om *niet* aan roken te denken, hoe vaker de gedachte aan roken terugkeert. Het is handiger om juist aan *andere* dingen te denken en afleiding te zoeken. Het verzetten van onze gedachten kan op allerlei manieren: wandelen, hardlopen, een knijpballetje, een puzzel, een spannend boek, gras maaien. Denk hier goed over na en kies de afleidingen die het beste bij u passen.

Bijeenkomst 10

Terugblik

- Hoe gaat het met niet-roken?
- Waar loopt u tegen aan, wat zijn moeilijke momenten?
- Hoe hebt u deze moeilijke momenten doorstaan?
- Welke veranderingen zijn merkbaar?
- Hoe hebt u aan gewichtsbeheersing gewerkt?
- Hoe ging het met positief denken?
- Evaluatieformulier invullen en achterlaten

Vandaag

- De komende weken

Aantekeningen

_____
_____
_____
_____
_____
_____
_____
_____
_____
_____
_____
_____
_____
_____

Bijeenkomst 11

Aantekeningen

Bijeenkomst 12

Aantekeningen

Evaluatieformulier *

Totale waardering:
onvoldoende – matig – voldoende – ruim voldoende – goed**

De kennis van de begeleider was:
onvoldoende – matig – voldoende – ruim voldoende – goed**

Het schriftelijke materiaal was:
onvoldoende – matig – voldoende – ruim voldoende – goed**

Begeleiding van: _____ - _____ - _____ tot: _____ - _____ - _____ (dd-mm-jj)

Stopdatum: _____ - _____ - _____ (dd-mm-jj)

Hoe hebt u de manier van werken ervaren?
_____
_____
_____

Waar hebt u het meeste aan gehad?
_____
_____
_____

Hebt u iets gemist of had u bepaalde dingen anders willen zien?
Ja
_____

Nee
_____

Waar bent u het meest tevreden over?
_____
_____
_____

Overige opmerkingen?
_____
_____
_____

* Vul dit evaluatieformulier zo volledig mogelijk in, knip het uit of kopieer het en lever het in op de tiende bijeenkomst.
** Omcirkel het passende antwoord of geef waar nodig toelichting.

GPSR Compliance

The European Union's (EU) General Product Safety Regulation (GPSR) is a set of rules that requires consumer products to be safe and our obligations to ensure this.

If you have any concerns about our products, you can contact us on

ProductSafety@springernature.com

In case Publisher is established outside the EU, the EU authorized representative is:

Springer Nature Customer Service Center GmbH
Europaplatz 3
69115 Heidelberg, Germany

www.ingramcontent.com/pod-product-compliance
Ingram Content Group UK Ltd.
Pitfield, Milton Keynes, MK11 3LW, UK
UKHW021253180426
11947UKWH00010B/759